www.ingramcontent.com/pod-product-compliance
Lightning Source LLC
Chambersburg PA
CBHW051207170526
45158CB00014B/1542
* 9 7 8 1 0 7 8 2 1 5 4 2 8 *